大人照顧者

③

藥物篇

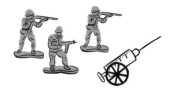

編者的話

文：陳曉蕾

　　服藥對於認知障礙症人士可以是大挑戰：不肯吃、放入口沒有吞……種種行為問題，讓照顧者頭大。尤其這病並不是所有病徵都可以用藥物處理，覆診時間相隔愈來愈長，那一大包藥不但儲存不易，期間出現的服藥問題，也很難找醫護跟進。

　　上了年紀，不同藥物的副作用並不一樣。訪問過醫生解釋因為藥廠最初試藥，不會選擇長者，因為大部份長者都同時有不同疾病，會影響試驗結果，於是也就沒法完全確定藥物在長者的效果。曾有婆婆皮膚癢，醫生一直開皮膚藥膏，後來花時間覆查婆婆所有藥物才發現是某種降血壓藥的副作用，而這副作用並不常見。也有伯伯常常晚上去廁

所，令照顧者失眠，原來是臨睡前服用的一種藥會影響排尿，醫生建議改為日間服用，半夜就不會去廁所。

改變用藥、改變服藥時間……即時就可以改善病人和照顧者的生活質素，然而前提是要遇上細心的醫生嗎？

這本書是給照顧者的藥物管理入門，希望有助了解被照顧者的服藥行為、留意觀察換藥後的變化，見到醫生，都識講返，並且懂得要求跟進。

目錄

1 | 藥物管理能力評估

有病施藥，藥到病除當然最理想，但對長者及照顧者就有困難：不少長者要服食多種藥物，自理不容易，若加上認知障礙就更困難。

照顧者如何管理藥物，令長者安全服藥？

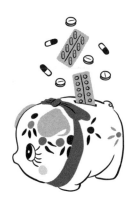

用藥問題有三：

1. 長者身體機能衰退，記憶力、聽覺、視力及認知能力均下降，無法仔細閱讀藥品標籤、難以分辨藥物的顏色與形狀等，容易忘記服藥或重複使用，因而得不到應有治療效果。

2. 不了解藥物的作用和常見副作用，用藥觀念不正確，導致服藥依從性低，出現自行調藥、停藥、同時服用多種處方及非處方藥、服用久存藥物或贈藥等情況。

3. 受認知障礙症、柏金遜症、中風等病患影響，中樞神經衰退，長者未能遵從醫生用藥指示。

七項評估

長者有沒有能力管理好自己的藥物？

可以做個小測試，評估是否需要關注服藥問題。

	是	否
1. 每次均按照藥物標籤上的說明服藥。	○	○
2. 最近一個月忘記服藥次數少於五次。	○	○
3. 每次外出都帶齊需要服用的藥物。	○	○
4. 當發現自己忘記服藥時，能正確判斷是否要補服藥物。	○	○
5. 從未因應自己的病情而自行增加 / 減少 / 停止服藥。	○	○

6. 能正確分辨「定時服用的藥物」及 　　是　　否
「需要時服用的藥物」。　　　　　　○　　○

7. 能正確說出在何種情況下應該服用 　　是　　否
「需要時服用的藥物」。　　　　　　○　　○

如上述答案曾出現「否」，便要關注服藥情況，愈

多「否」愈代表要關注服藥問題。

資料來源：香港藥學服務基金

評估日期	評估分數

太多藥物易出錯

長者及照顧者在藥物管理上，遇到其中一個困難是：藥物數量太多了！

不少長者患多種慢性病，血壓高、糖尿、痛症及認知障礙症等，不但藥物種類多，服用時間各有不同，加上公立醫院專科門診覆診期長，長者每次求診後帶回家的藥，數量夠吃至少三個月。

面對大堆藥，一般人都未必應付得來，何況長者？

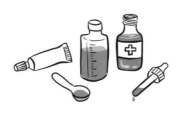

醫管局在 2018 至 2019 年度，65 歲或以上的專科門診病人約有 68.7 萬人。在 2016 至 2018 年的三年間，長者在專科門診獲處方藥物的平均日數逐年上升，分別為約 94 日、96 日和 98 日。約四成病人獲發五種或以上藥物，總藥單數量也由約 87 萬張，遞增至 90 萬張和 94 萬張。

香港社區組織協會及老人權益聯會於 2020 年，針對基層長者用藥進行調查，發現長者吃藥多的情況普遍。接受問卷訪問的 66 名長者，每日平均服用 8.1 種藥，平均數量為 10.5 粒，而用藥情況並不理想。

- **68.7% 於半年內曾不按指示服藥**
- **49.2% 曾食錯藥物份量**
- **37.9% 有整理藥物困難**
- **只有 10.8% 清楚知道藥物的藥效及副作用**

管理藥物第一步，先從減省藥物數量入手，減少出錯機會。

哪些藥可以不吃或少吃？哪些藥必定要服用？香港醫院藥劑師學會會長崔俊明建議，病人可諮詢藥劑師，再與醫生商討，減去不太重要的藥物：

- 不同專科可能同時處方胃藥及止痛藥等輔助藥物，或可減省
- 安眠藥及鎮靜劑有機會透過改變生活習慣等方式而減少用藥
- 涉及心血管疾病的藥物則不宜減掉

STORY
唔識用藥

「我十年以來一直沒有用過!」病人陳婆婆堅持把家中積存的脷底丸退回藥房,原來她一直不知道脷底丸的正確使用方法,甚至不知道心絞痛的徵狀。

脷底丸屬救命藥,病人毋須每天服用,但必須隨身攜帶,以便心絞痛突然發作時可即時使用,紓緩痛楚。由於每次覆診時醫生都會處方,病人容易積存藥物,但這藥開蓋後有效期縮短至八星期,要適時處理過期藥。

STORY
唔想食藥

「醫生開的藥我吃了比不吃時還差，我當然不吃！」五十多歲的士司機強哥有高血壓、冠心病、糖尿和痛風，但經常不按醫生吩咐服藥。

原來降血壓的利尿藥令他經常上廁所，阻礙開工；服心臟藥後咳嗽得很厲害；吃痛風藥後卻感到關節更痛。痛風藥是預防藥物，應該每天吃，痛風發作時才吃反而增加痛楚。經藥劑師解釋，及醫生轉開較少副作用的藥物，強哥聽話服藥後病情好轉。

被照顧者用藥的挑戰

嘗試的方法和效果

疑問

心得

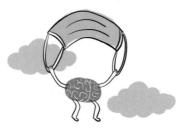

2 | 認知障礙症用藥

「奶奶初時好難接受老爺有認知障礙症，又驚藥物會影響身體。初時係想用藥物以外嘅方法幫手，老爺確診三年之後先開始服藥。而奶奶初期會自行為老爺減藥，直到老爺病情轉差，先跟足醫生指示用藥。」有照顧者坦言不清楚認知障礙症的用藥。

耆智園總監、香港中文大學醫學院內科及藥物治療學系教授郭志銳指出，對於認知障礙症的患者，醫生一般會有以下用藥原則，減低藥物副作用及忘記服藥的風險。

- 盡量安排患者服食最少藥物
- 盡量安排患者每天只需服藥一次

認知障礙症基本用藥

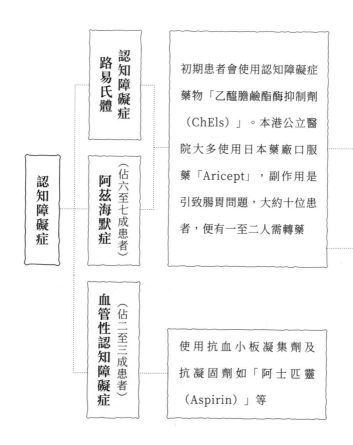

認知障礙症

認知障礙症
路易氏體

阿茲海默症
（佔六至七成患者）

初期患者會使用認知障礙症藥物「乙醯膽鹼酯酶抑制劑（ChEls）」。本港公立醫院大多使用日本藥廠口服藥「Aricept」，副作用是引致腸胃問題，大約十位患者，便有一至二人需轉藥

血管性認知障礙症
（佔二至三成患者）

使用抗血小板凝集劑及抗凝固劑如「阿士匹靈（Aspirin）」等

對「Aricept」有嚴重副作用、不適合口服藥的患者，或會轉用藥貼「Exelon」，藥力經皮膚吸收進入血管，因吸收較慢，對腸胃副作用較低

中後期患者會加入「NMDA 受體抑制劑（Memantine）」

醫生亦會因應患者狀況，處方精神科藥物如抗抑鬱藥、抗焦慮藥、鎮靜劑及安眠藥等

　　認知障礙症無法治癒，但藥物可延緩病情。香港醫院藥劑師學會會長崔俊明指出，長者愈早食藥愈好，切勿自行停藥或減藥。若服藥後出現副作用，可安排盡快覆診，透過轉藥或調整劑量等方法減低副作用。

　　他解釋，初期病人一般獲處方「乙醯膽鹼酯酶抑制劑 (ChEls)」，會因應病人情況及用藥反應，使用不同藥廠的藥物，包括 Aricept、Reminyl 及 Exelon。「乙醯膽鹼酯酶抑制劑 (ChEls)」有可能引致暈眩，一般建議晚上服用；中後期患者服食的「NMDA 受體抑制劑 (Memantine)」可致失眠，多建議日間服食，服藥時間並非不變定律，最重要是根據患者的狀況。

長者的生理變化，令他們較容易對藥物有不良反應或副作用，因而抗拒服藥。因此，先了解清楚藥物的療效，及可能出現的副作用，有助減低長者及照顧者的戒備心態，增加服藥依從性。一些藥物副作用會慢慢隨著身體的適應而減輕或消失，只要不太嚴重及不影響日常生活，不應自行停藥，以免病情不受控。

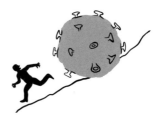

本港常見認知障礙症藥物及副作用

類別	藥理	藥名
乙醯膽鹼酯酶抑制劑 (ChEls)	透過抑制腦內部乙醯膽鹼（Acetylcholine）的分解，提高腦部神經物質的水平	Donepezil
		Galantamine
	抑制腦內乙醯膽鹼及丁醯膽鹼（Butylcholine）的分解	Rivastigmine
NMDA 受體抑制劑	透過抑制腦內部谷氨酸的傳遞，避免神經細胞過度刺激	Memantine

藥廠品牌	使用方法	副作用
Aricept	口服	暈眩、肚瀉、嘔吐、胃口欠佳、失眠、肌肉抽筋、腸胃不適、哮喘、慢性氣管炎、小便頻密、心律失調
Reminyl	口服	
Exelon	口服或藥貼	
Ebixa	口服	心理緊張、失眠、肚瀉、頭痛、幻覺、咳嗽、疲倦

認知障礙症患者常用口服精神科藥物

類別	藥理	藥名
抗精神病藥： 非典型抗精神病藥物 （Atypical Antipsychotics）	抑制腦部 多巴胺	Risperidone
		Olanzapine
		Quetiapine
抗抑鬱藥： 血清素再攝取抑制劑 （Serotonin reuptake inhibitors）	抑制腦部 血清素的 再回收	Sertraline
		Escitalopram
		Citalopram
鎮靜劑： （Benzodiazepine）	對中樞神經產 生作用，減少 焦慮、不安、 失眠及緊張	Diazepam
		Lorazepam
		Alprazolam

藥廠品牌	副作用
Risperdal	昏昏欲睡、當身體改變位置時感到頭暈、頭痛、腸胃不適、視力模糊、口乾、便秘、性能力改變、噁心和嘔吐
Zyprexa Zydis	
Seroquel	
Zoloft	出汗、失眠、疲倦、神經緊張、手震
Lexapro	
Cipram	
Valium	神智迷糊、減低警覺性、長期高份量服用會引致依賴
Ativan	
Xanax	

資料來源：香港醫院藥劑師學會會長崔俊明、藥劑連線註冊藥劑師 Jason

用藥四大疑惑

照顧者 Maggie：「媽咪除有認知障礙症，亦有嚴重糖尿病及高血壓等，每日要服食十多粒藥。有啲飯前食，有啲食飯期間食，有啲飯後食，媽咪曾經食錯藥。之後有藥劑師話，其實這些藥在飯前或飯後食分別不大，我們便決定全部在食飯期間服用。」

認知障礙症長者需服多種藥物，貯存、服用方法及服藥時間各異，容易令長者及照顧者混淆及感到疑惑。用藥其實並非鐵板一塊，遇到問題，可將情況告知醫生或藥劑師，讓他們作出調整。糾正誤解，也就能避免錯誤用藥。

疑惑一：跟足服藥時間？

飽肚服、空肚服、需要時服、睡前服……是否一定要跟足用藥指示？

解惑：香港醫院藥劑師學會會長崔俊明指，飯前或飯後服藥，主要涉及吸收和保護胃部。若服藥時間令患者過於困擾，更因此忘記服藥或服錯藥，可將藥單交予藥劑師了解，看看能否編排同一時間服食。一般市民不了解藥理，切勿自行調整服藥時間。

**耆智園總監郭志銳及護理部主管李珮綿有以下
建議：**

- 長者一般伴隨有不同內科疾病，如心血管問題
  等，心臟問題需進食去水丸，可安排在早上服
  用，用餐後便可排尿，以免晚上頻尿而難以
  入睡。

- 有痛症問題的長者，可能需服止痛藥，如接受物
  理治療時，因活動手腳關節增加痛楚，可在進行
  物理治療前才服用止痛藥。

疑惑二：精神科藥物愈食愈多？

有照顧者發現，家人的精神科藥物愈吃愈多，擔心產生依賴性，或出現抗藥性。

解惑：患初期認知障礙症的長者，精神狀況並不嚴重，至中後期症狀才加重，所以照顧者常有錯覺，以為藥物愈吃愈重，其實並非一定是抗藥性或出現依賴的情況。照顧者亦可以使用一些非藥物治療的照顧技巧，例如長者出現妄想，可嘗試轉移其注意力，不一定要加藥。

疑惑三：藥物相沖？

有照顧者擔憂，服用太多藥物會加重長者器官負擔，也怕藥物之間有相互作用。

解惑：崔俊明稱，認知障礙症長者所服藥物主要影響中樞神經，若服用其他同樣影響中樞神經的藥物，例如鎮靜劑及安眠藥等，出現相互作用的可能性較大，有疑問可諮詢藥劑師。

防止藥物相互作用注意事項

- 覆診時告知醫生長者正服用的所有藥物,包括非處方藥物、營養補充劑及中藥

- 留意有否不良反應或藥物過敏

- 告知醫生長者可能患有的其他疾病,如糖尿病或高血壓等

疑惑四：中西藥同服？

不少長者及照顧者覺得西藥「好散」，治標不治本，喜歡輔以中藥調理身體，但又擔心相沖。

不宜同服的西藥及中藥

西藥	中藥
四環素類藥物	石膏、寒水石、牛黃解毒丸
抗生素、鐵製劑及維他命 B1	石榴皮、五倍子、大黃、地榆、虎杖
薄血丸「華法林」	人參、當歸、丹參、亦勺
阿士匹靈	鹿茸、甘草
降血壓藥	止咳定喘丸、防風通聖丸
降血糖藥	甘草、人參、鹿茸、腦靈素

解惑：部份中西藥確實不宜同服，會影響吸收及降低療效。即使沒有相互作用，服用中西藥之間應最少相隔兩小時。

原因及影響
形成難以吸收的結合物，使藥物失效
產生無法被腸胃吸收的鞣酸鹽沉澱物，影響療效
影響抗凝血藥功效
加重對胃黏膜刺激造成胃壁潰瘍
抵消西藥降血壓的效果
降低葡萄糖分解，使血糖升高，引發高血糖症

資料來源：《耆妙用藥手冊》、藥劑連線註冊藥劑師 Jason

認知障礙症導致的食藥困難

嘗試的方法和效果

疑問

心得

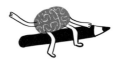

3 | 社區藥物管理支援

公立醫院及社福機構都有為多重用藥者提供支援，主要由藥劑師負責了解長者的用藥情況，並提供藥物管理及諮詢服務。

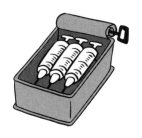

公立醫院：覆配易

醫管局 2017 年推出「覆配易」計劃，參與計劃的長者，經診症後會依據藥方分階段配給藥物，每次藥量介乎 8 至 16 星期，避免他們在家儲存過量藥物及減低誤用風險。

對象：

- 滿 60 歲、內科專科門診病人
- 服用多種藥物、覆診期達 16 星期或以上、以及在門診覆診期之間，曾多次求診或入院
- 醫院會主動聯絡合資格病人

覆配易

長者或照顧者只須帶同「免診領藥單」及身份證明文件，到醫院「覆配易」專櫃就能取藥，毋須排隊。每次覆配藥物前，藥劑師會先確認長者情況，覆核藥物紀錄，或透過電話或會面跟進，以進行藥物評估，避免錯誤用藥。

　　現時「覆配易」服務正於 12 間公立醫院推行，涵蓋約六萬人。

東區尤德夫人那打素醫院	威爾斯親王醫院
律敦治醫院	雅麗氏何妙齡那打素醫院
瑪麗醫院	北區醫院
基督教聯合醫院	屯門醫院
將軍澳醫院	博愛醫院
明愛醫院	天水圍醫院

醫院內藥物輔導服務

公立醫院除了「覆配易」，部份還有藥物輔導服務。

香港醫院藥劑師學會會長崔俊明指，部份公立醫院專科設有「藥劑師診室」，覆診期較長的病人，在兩次覆診期間可與藥劑師會面，跟進用藥情況。不過並非所有專科都設有「藥劑師診室」，現時多為需要服用抗凝血藥的病人或癌症患者提供服務，由院方選擇有需要的病人。

香港醫院藥劑師學會會員陳頌瑩表示，部份醫院藥劑部為有需要者提供用藥指導服務，如教導用藥劑量、各類型藥物例如吸入器、外用類固醇、噴鼻劑、眼藥水等的正確使用方法。如有需要，藥劑部也會提供藥盒、切藥器、用藥單張等。

除門診外，大型醫院部份病房會提供臨床藥劑師服務，以處理醫生處方的藥物、整合及協調不同專科處方予病人的藥物，也會直接教導患者正確的用藥方法。

照顧筆記

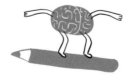

社區支援：多重藥物包裝服務

人口老化，多重用藥為世界各地共同面對的問題。外國不少地區包括英國、美國、澳洲、加拿大及新加坡等，已提供「多重藥物包裝服務」，按每次服用藥物的種類及份量，預先包裝藥物，減低長者食錯藥的風險。

本港現時只有香港藥學服務基金提供的「社區長者藥物管理服務」，免費為合資格人士整理藥物、提供多重藥物包裝服務。香港藥學服務基金總監蔣秀珠指，藥劑師會為長者整理藥單，並提供已分配好藥物的一次性藥盒，減低服錯藥的風險。

蔣秀珠表示，服務由 2022 年 4 月開始，至 7 月底已為約 70 名合資格人士提供服務，「我哋見到啲老人家真係唔識食藥，呢個方法其實唔係好特別，喺外國好多都有，只係香港好少人知，亦未有人去做，希望可以推動到更多香港人，認識到呢個服務嘅好處。」

　　香港藥學服務基金原只在院舍提供有關服務，眼見反應良好，欲推廣至社區。由於服務及藥盒成本不菲，蔣秀珠希望政府可如外國般提供資助，「政府而家資助緊醫管局啲藥，但又唔理啲病人識唔識食，其實病人唔識食，病情控制唔到，又入咗醫院，要花更多成本穩定病情。」

香港藥學服務基金
社區長者藥物管理服務

服務內容

- 多重藥物包裝服務，提供藥盒包裝及整理，多數提供一次性藥盒，並視乎病人情況，每次提供一周至六周的藥物包裝服務
- 免費一對一藥物諮詢
- 建立完整病歷及藥物清單
- 藥物整合
- 協助個人化藥物管理

* 合資格人士可獲三次免費服務，包括首次評估、提供藥盒，以及跟進評估。個別病人如有需要，可延長服務次數。

服務對象

- 滿 65 歲

- 有兩種或以上慢性病

- 服食五種或以上藥物

- 藥物有所變更,例如加減藥物、劑量、劑型及服用時間

- 長者或照顧者有足夠的溝通及理解能力

* 未符合條件者,需要自費服務。一次性藥包每日收費約 $10;一次性藥盒,每盒收費約 $200。

報名表格

一次性藥盒

適合獨居長者、行動不便人士

- 藥劑師諮詢後提供藥盒
- 藥盒詳細列出藥物種類及服食細節
- 長者每次用手輕按藥格便能取藥
- 藥格顏色鮮艷，容易分辨服食日期及時間
- 藥劑師及照顧者易於檢查長者有否漏服

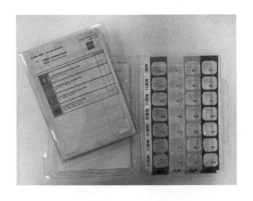

一次性藥包

適合有照顧者或使用日間服務中心的長者

- 由照顧者提供藥物，或藥劑師幫忙到醫院藥房取藥，再以半自動化機器包裝藥物後，送到長者手上
- 藥包詳細列出藥物種類及服食細節
- 每次只需打開一至兩包藥物服食
- 方便外出攜帶

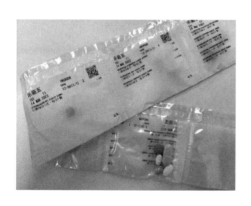

STORY
獨居漏服藥

香港藥學服務基金項目經理蔡麗娜稱，多重用藥包裝服務非常適合認知障礙症患者。其中一名服務使用者是患認知障礙症的 83 歲曹婆婆，她獨居，經常漏服藥物，但非同住的女兒卻難以得悉母親漏服哪些藥。

蔡麗娜一直跟進曹婆婆的情況，「以前唔知道佢有冇食藥，現在就會知。曹婆婆接受三次服務後，女兒曾嘗試自行購買相似藥盒，學習為母親分藥，但曹婆婆對我哋嘅藥盒已經有依從性，認得藥盒，轉其他藥盒係唔得。」及後曹婆婆的女兒因患病無法為母親分藥，藥學服務基金因應情況，在提

供三次免費服務後，仍持續為曹婆婆提供免費藥盒

服務。

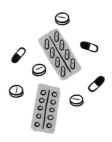

社區藥房

本港有多間由藥劑師團體及社福機構營辦的社區藥房，提供支援包括免費藥劑師諮詢服務及免費藥物管理，亦以優惠價錢售賣藥物、家用醫療及護理用品等。

除了親身諮詢外，病人或照顧者亦可致電或經 WhatsApp 出示藥單，尋求藥劑師意見。

中大網上藥物諮詢平台「針藥」

由香港中文大學設立的網站「針藥」，提供網上藥物諮詢服務，市民可直接向藥劑師查詢藥物問題，網站也有健康資訊、常見藥物問題解答及教育短片等。

聖雅各福群會　惠澤社區藥房

服務特色

▪ **購買藥物及醫療產品**

實體店出售處方藥物、非處方藥物、保健產品及家用醫療用品等。藥劑師會提供醫療護理用品指導。

▪ **醫管局自費藥物資助計劃**

持有醫管局自費藥物處方的病人，可向社區藥房申請以優惠價錢購藥，目前涵蓋逾百種藥物。

▪ **Drugs Go 支援病患者送藥服務**

為正使用惠澤社區藥房服務的癌症及長期病患者而設。病人需預先將醫管局自費藥物處方 WhatsApp 至 9718 0314，由職員安排專人送藥到戶。運費每次 $60，經濟困難者豁免。

▪ **藥物治療輔導**

為長期病患者及其家人提供服務，包括：癌症支援、專科藥物輔導、諮詢熱線、社區健康講座等。

- **免費遙距藥劑師諮詢服務**

  病人或照顧者填妥網上表格後，可獲安排時間與藥劑師進行視像諮詢。藥劑師會視乎病人需要發出「建議藥物表」，或建議到醫療單位求醫。

- **醫療檢查資助計劃**

  持醫管局醫生發出的檢查轉介信申請者，可獲：

  1. 前列腺癌影像掃描資助（骨核／正電子掃描）
  2. 磁力共振掃描（MRI）資助
  3. IGHV／FGFR 基因測試資助
  4. 心臟超聲波檢查資助

  以下服務須經社工評估及轉介：

- **免費到戶藥物檢視**

  由藥劑師或配藥員上門檢視用藥種類、貯存方法等。了解病況及服藥情況後，會為病人訂立藥物管理計劃。目前因疫情暫停服務。

- 贈藥治病計劃

- 家居醫療用品支援計劃

- 診病交通費支援計劃

服務對象

主要是經濟困難的長期病患者、年滿 65 歲長者

聯絡方法

電話：2831 3289　　WhatsApp：5518 8482

港九新界共四間藥房　　　　惠澤社區藥房　　　面書專頁

辦公時間

周一至周五 9:30am-5:30pm

周六 9:30am-1pm

周日及公眾假期休息

醫護行者　醫護行社區藥房

服務特色

- **購買藥物及醫療產品**

  實體店出售處方藥物、非處方藥物、保健產品、血壓計、血糖機等產品；藥劑師可提供醫療護理用品指導。藥房亦為新冠肺炎確診者免費送藥到戶，需時約一至兩日。

- **醫管局自費藥物資助計劃**

  自費藥物清單

  持有效醫管局醫院或診所醫生處方正本，可以優惠價購藥。

- **輕微或長期疾病管理**

  藥劑師按照病人健康狀況和症狀，調配合適藥物或轉介醫療人員跟進，需要時會跟進病人情況。毋須預約。

- **一般用藥諮詢**

  任何有關藥物及小病小痛的疑難，以及疫情圍封期間遇到的藥物問題。

▪ 免費藥物管理支援

年滿18歲的長期服藥人士及其照顧者，
填妥網上表格、經電話或 WhatsApp 報
名後安排藥劑師會面跟進。服務包括：評估及指導用
藥，檢視藥物用途、副作用、注意事項等；藥劑師亦
會按需要繼續跟進，並於服務第九個月進行總評估。

服務對象　除了免費藥物管理支援外，其他服務不限對象

聯絡方法

地址：新界葵涌葵昌路
54-56 號貿易之都 901 室
（葵興站 A 出口）

電話：3612 9515 / 3596 3141
WhatsApp / Signal：6618 9212

醫護行
社區藥房　　面書專頁

辦公時間

周一、四 10:30am-7:30pm/ 周二、三、五 9am-6pm

周六 9am-1pm，下午僅供預約 / 周日及公眾假期休息

香港仔坊會　良躍社區藥房

服務特色

- **購買藥物及醫療產品**

  出售處方藥物、非處方藥物、保健產品、醫療用具等產品，藥劑師提供醫療護理用品指導。免費登記成為會員後，可享部份產品 95 折優惠。

  「平安藥包」每份四日藥售 $100、年滿 60 歲長者或有經濟困難人士免費。

- **自費藥物資助計劃**

  持有公立或私家醫生自費藥物處方的病人，可以優惠價錢購藥。

  自費
  藥物清單

- **免費藥物及病症諮詢**

  病人或照顧者可親身到藥房或透過電話、WhatsApp，向藥劑師查詢藥物或保健品的用途、副作用、注意事項等。

  傷風感冒、頭暈身燆、屙嘔肚痛等常見病症，也可

免費諮詢並配藥。如有需要，藥劑師會寫下用藥注意事項，方便病人覆診時告知醫生。

- **免診取藥**

  瑪麗醫院專科門診病人可於覆診前 14 日，致電專科門診申請免診取藥，獲批後到社區藥房辦理手續，並預約取藥時間。病人可選擇免費上門送藥（離島及偏遠地區要收費）或親臨藥房取藥，由藥劑師輔導用藥。

- **社區取藥易 2.0**

  瑪麗醫院 S 座專科門診覆診的病人可預先到社區藥房登記，覆診當日繳交藥費及藥單後，將取藥籌號通知社區藥房。最快第二個工作天，可預約到社區藥房取藥，由藥劑師輔導用藥。

- **免費健康檢查**

  包括血糖、血壓、身體組成分析、肌肉脂肪和肥胖分析，另加 $30 可進行血脂、尿酸初步評估。藥劑師分析檢查結果後，會提供藥物諮詢服務、飲食和運動建議。

服務對象

除免診取藥及社區取藥易 2.0 外，其他服務不限對象

聯絡方法

地址：香港仔華富 (一) 邨華安樓地下 114 號舖

電話：3550 5460

WhatsApp：9100 7962

良躍社區藥房　　面書專頁

辦公時間

周一至六 10am-6pm

藥劑師當值時間：周一至六 10am-5pm

周日及公眾假期休息

九龍樂善堂　社區藥房

服務特色

▪ **購買藥物及醫療產品**

出售處方藥物、非處方藥物及居家醫療儀器，藥劑師亦會提供醫療護理用品指導。

▪ **自費藥物資助計劃**

持有公立或私家醫生自費藥物處方的病人，可以優惠價購藥。

▪ **疾病及藥物管理服務**

藥劑師提供免費健康及藥物諮詢，有需要的病人或照顧者可親自到藥房，或者透過電話、WhatsApp查詢，毋須預約。藥劑師亦會在藥袋上註明病人姓名、藥名、用途及服用方式，不收診金。

如需購買「平安藥包」，藥劑師會根據病人情況建議合適藥物。

服務對象　任何人士

聯絡方法

太子分店

地址：太子彌敦道 750 號
始創中心 12 樓 1211 至
1215 室（A 單位）

電話：2338 3718

WhatsApp：6155 4928

九龍城分店

地址：九龍城聯合道
50 號滙豪大廈 1 樓

電話：2361 1308

WhatsApp：9723 3717

樂善堂社區藥房　　面書專頁

辦公時間

周一至六 9am- 6:30pm

周日及公眾假期休息

香港聖公會麥理浩夫人中心　慈惠社區藥房

服務特色

▪ **購買藥物及醫療產品**

出售處方藥物、非處方藥物及居家醫療儀器等。
藥劑師亦會免費提供醫療護理用品指導及藥物諮
詢，毋須預約。

▪ **自費藥物資助計劃**

持有公立或私家醫生自費藥物處方的病人，可以優
惠價購藥。

服務對象　任何人士

聯絡方法

地址：葵涌大隴街 11 號
葵華大廈地下
（賽馬會葵華健樂中心內）
電話：2619 0848

辦公時間

周一至四 9am-4pm
其他日子請致電查詢

香港藥學服務基金　配安心藥房

服務特色

- **自費藥物資助計劃**

  主要售賣長期病患藥物，例如心臟科、內分泌科、腫瘤科等，持有效公立或私家醫生處方的病人可以優惠價購買原廠自費藥物。不出售「平安藥」、家用醫療及護理用品。

- **免費配藥及藥物諮詢服務**

  藥劑師配藥後會透過面對面或電話方式，指導病人用藥須知，亦會解答有關服藥疑難。

服務對象　　長期病患者

聯絡方法

地址：香港九龍荔枝角長沙灣道 889 號華創中心 7 樓 3 及 4 工作室 1 號房

電話：2979 0380

辦公時間

周一至五 10am-5pm

（需要預約）

周六、日及

公眾假期休息

照顧筆記

曾經使用的藥物管理服務

注意事項

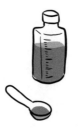

4 ｜ 基本用藥三步曲

用藥過程可概括為三步驟：取藥→服藥→存藥。
當中若有疏忽或出錯，不但影響藥效發揮，更可能
有不良副作用。

由求診取藥，到服藥、存放藥物，以至服藥後的
反應，整個用藥過程當中，如有任何懷疑及不清
楚，緊記向藥劑師及醫生反映，避免因溝通不足而
出錯。

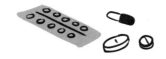

STORY
換容器出事

　　患認知障礙症的馬伯，幾次因低血糖入院，醫生在小便驗出糖尿藥，但藥物紀錄顯示一年半前已停用。藥劑師反覆追問家人，亦確定沒有買其他藥或保健食品給馬伯吃，到底糖尿藥哪裡來？

　　藥劑師囑家人帶齊馬伯的藥來檢查，發現家人將降血壓藥由錫紙包裝取出放入樽內，樽內混有與降血壓藥外型、顏色相似的糖尿藥！

　　藥劑師指出家人的用藥誤解，指導他們：

- 不要把藥物從原有包裝取出
- 應保留藥物標籤
- 已停服藥物應立即棄掉

一、取藥

　　首要留意藥物標籤及包裝，清楚核對病人姓名及藥物資料。

　　藥廠品牌不等於藥名，同一種藥物可由不同藥廠出品，外型、包裝及顏色都有不同。要認得藥名，才知道患者正服食何種藥物。

本港公立醫院的藥袋標籤

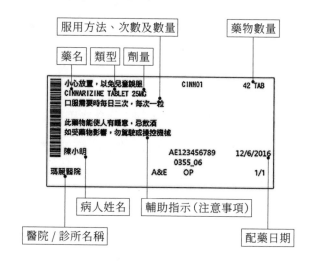

一般藥物包裝標籤

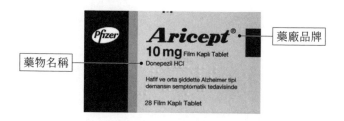

外傭未必識睇中文藥袋

照顧者任太:「媽媽有中度認知障礙症,但我經常不在香港,平日主要由外傭姐姐照顧媽媽。姐姐非常好,好有耐性,但佢唔識中文,有啲私家診所嘅藥袋只有中文,姐姐在執藥時看不懂劑量及服用次數,要用Google翻譯,或者影相send給我翻譯,非常不便。」

公立醫院的藥袋以中英文列明藥物劑量及服用須知,但私家診所卻未必。若由外傭主力照顧長者,留意部份私家診所的藥袋未必標示英文,有需要應向診所反映,提醒要用英文列明用藥細節。

如何幫助看不見的病人？

獨居的宋伯只剩下兩成視力，幸好他在專科門診取藥後懂得求助，被帶到藥劑師服藥指導室。藥劑師除了講解藥物外，為宋伯的藥物加上特大標籤，又讓他觸摸藥物，請他讀出標籤上的文字，確保他能夠分辨藥物，明白正確服藥方法。

資料來源：香港醫院藥劑師學會藥物教育資源中心

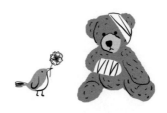

「e 藥通」查閱藥物資料

　　公立醫院的藥袋標籤若變得模糊或破損，譬如部份字體甩色或被劃花等，無法看到藥物資料，只要藥包上的電子條碼沒有損毀，一樣可以獲得藥物資訊，這些資料甚至較藥袋上的藥物標籤更為深入詳盡。下載醫管局的手機應用程式「e 藥通」，掃描藥物標籤上的條碼，便可得悉藥物資料，包括藥物名稱、用途、使用方法、副作用及配藥日期等。但需注意，部份新藥可能未及上載資料。

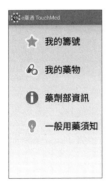

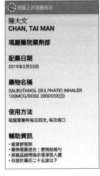

Android 下載

iOS 下載

二、用藥

陳先生是糖尿病患者，雙腳痕癢，腳趾間有裂縫和水泡，醫生診斷為「香港腳」，處方抗真菌藥膏，但陳先生覺得療效欠佳。

藥物標籤指示「需要時每日搽患處兩次」，陳先生理解為感到痕癢才搽藥膏。藥劑師解釋，真菌頑強，一個完整療程是指一直搽藥膏，待皮膚完全痊癒，仍要繼續搽至少兩星期以減少復發。若再次出現感染，便按「需要」重複療程。陳先生明白「需要時」的真正意思後，正確用藥，病情明顯好轉。

藥劑連線註冊藥劑師 Jason 提醒，標明「需要時服」的藥物，是有症狀時才服用，但有些藥物如抗生素，會註明「療程為五日／七日」等字眼，代

表需要服食完整個療程，病人切勿以為無病徵就可以停藥。

張先生是高血壓患者，服兩種降血壓藥已三年。他到藥房投訴上次覆診配的藥，有一種快吃完，另一種卻有剩。

藥劑師翻查藥物紀錄，原來醫生根據化驗報告及因應病人的血壓水平，提高了一種血壓藥的劑量，減少了另一種藥的服食次數。張先生未有留意講解，也沒有看清楚新的藥物標籤，仍用舊的方法服藥，因而出錯，幸好血壓無大礙。

用藥注意事項

- 聽從醫生及藥劑師指示，按藥物標籤所載資料服藥

- 依時服藥，不應自行增減藥物份量

- 慢性病患者要長期服藥，部份藥物需要持續服用一段時間才見效，不應中途停藥

  * 應對患者不願服藥，可參閱第七章〈唔願食藥〉

- 大部份口服藥應以開水整粒吞服，不宜用茶、咖啡、果汁或鮮奶送服

  * 吞嚥困難處理方法，可參閱第五章〈食藥有困難〉

切勿服用

- 過期藥物

- 變質藥物，例如變色、變味或變得混濁

- 標籤模糊不清的藥物

- 開封一個月的眼藥水、眼藥膏或眼用凝膠

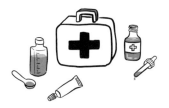

三、存放藥物

藥物取回家後須小心貯放，勿讓兒童觸及。不少長者服用的血壓藥、糖尿藥及抗抑鬱症藥等尤其危險，即使低劑量亦可對兒童造成嚴重影響。衛生署曾公布事故，有祖母將血壓藥放枱上，轉身取清水準備送藥，發現藥片不見了，誤服藥物的兩歲孫兒要送院治理。

藥劑連線註冊藥劑師 Jason 指，常見存放藥物的謬誤，包括將藥物放入廁所及廚房等濕熱地方，以及將眼藥水和口服藥水放入雪櫃儲存。他提醒，濕熱環境會影響藥效，只有少量眼藥水及口服藥水需儲存於雪櫃，放入雪櫃並不能延長有效日期。

一般藥物除非特別註明，否則放在陰涼及乾爽環境，避免陽光直曬即可。

貯放藥物須知

- 可存放於客廳或睡房抽屜，避免受熱及光線照射；但車廂內、浴室鏡櫃、廚房皆不宜
- 一般存於室溫，只有部份藥物須存放雪櫃內（並非冰格），例如胰島素，藥物標籤會特別註明
- 香港天氣潮濕，可將藥物放密實箱內，箱內放防潮珠吸濕
- 藥物應存放於原裝容器內，服用前才取出
- 藥瓶開蓋後，裡面的棉花或防潮劑要取出
- 內服及外用藥物分開存放
- 不同家人的藥物應分開存放，避免誤服
- 食物及藥物應分開存放
- 定期檢查藥物有效 / 配藥日期，清理過期或完成療程後剩餘藥物

資料來源：綜合醫管局、衛生署《活出安康樂耆年－長者身體健康手冊》及藥劑師意見

取藥注意事項

用藥注意事項

存放注意事項

心得

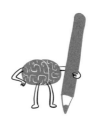

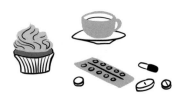

5 ｜ 食藥有困難

「媽咪近幾年都有吞嚥困難，我會將藥丸切碎，混合在飯餸內，然後一啖飯會有飯、有餸、亦有少少藥碎，一小粒藥混合約十啖飯。」照顧者林小姐說。

中風、柏金遜症、認知障礙症中後期患者會出現吞嚥困難，藥物可能需要切細或磨碎，方便服用。若是未能研碎的藥物，一般有替代品如藥水及藥貼等選擇。研碎藥物另一個好處，是方便將藥物混和食物，讓抗拒藥物的長者服用。

要切藥及磨藥，最好找工具幫手，較易將藥物整齊切開及磨成粉狀，以下是市面常見的用具。

常見切藥器及磨藥器款式

切藥器

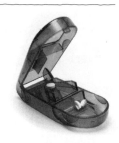

好處：可固定藥丸位置，較易準確將藥丸平均切開一半；刀鋒內藏，不易切傷手

注意事項：透明的切藥器可觀察到刀片是否對準藥丸切割處，小心刀片斷開及崩碎

中式研磨

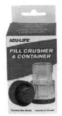

好處：不易損壞，可大量研磨

注意事項：藥丸容易「彈走」，選擇有坑紋的雖不易彈走藥丸，但藥粉有可能黏在坑紋內。勿使用金屬製研磨，以免藥物產生化學反應

旋轉式磨藥器

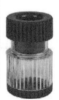

好處：方便

注意事項：不能大量研磨，否則難以操作及容易損壞

湯匙磨藥

將藥物置於保鮮袋內，再以湯匙按壓成粉末

好處：方便

注意事項：磨藥過程中，有可能弄破保鮮袋。如藥物太硬，不易研磨

衞生署短片教導如何切藥

【日常生活的輔助器具】
#14 食 – 切藥器、碎藥器

影片：

哪些藥物不可切細或磨碎？

一般除「裸錠」，即未經任何包裹的藥丸、吞服後直接在胃裡溶解的藥物外，以下口服劑型均不應切細或磨碎服用。

1. 長效及緩釋型

設計令藥物在人體內慢慢釋放，令藥效維持一段較長時間及處於較穩定水平，並可減少病人每日服藥的次數。

一般會在藥物學名後加上 CR、SR、MR、LA、XL、GITS、XR 等字。

2. 腸衣／腸溶型

藥物經特殊物質包圍，到達小腸才釋放出來，避免受到胃酸破壞。

一般會在藥物學名後加上 EC 字。

3. 膠囊型（包括糖衣膜、薄衣膜）

藥物置於膠囊內，硬身膠囊一般盛載藥粉及小藥粒；軟身膠囊則盛載液體。切勿拆開膠囊取出藥物，除有可能帶來不良口感，也會令藥物失去長效釋控的作用。

資料來源：《耆妙用藥手冊》、軟膳點

服藥注意事項

- 有時以長者能服藥為優先原則，可諮詢藥劑師能否破例研碎某些藥物。

- 若藥物註明要抗氧化，留意避免預先磨碎，應在服食前才磨碎。

- 現時兩款新冠肺炎口服藥分別來自默沙東及輝瑞藥廠，若長者有吞嚥困難，可將默沙東的藥丸膠囊打開，將內裡的藥粉混合清水同服，但輝瑞的藥丸則不可磨碎或溶解，必須整粒吞服。

被照顧者食藥的情況

試過的方法和效果

疑問

心得

巧妙混入食物同服

　　將切細或磨碎的藥物混入食物或飲料內，長者仍有可能嚐出藥味，拒絕服食。照顧者於是各出奇謀，發掘方法令老人家願意吃。

STORY
清水最好？

　　照顧者 Catherine ：「我們將藥丸磨碎後，試過加入唔同嘅食物同飲品，不過每隻藥都可能有唔同禁忌，要逐隻問醫生或藥劑師，好麻煩。試過加入蜜糖水、魚肝油、香蕉蓉、飯及糖。媽咪初時都願意食，但慢慢都不願食，最後反而是加入清水最好，但其實杯水好濁。」

藥物混合食物或飲料的宜忌

√ 最安全的方法，是將藥粉混合清水或飯餸

× 牛奶、茶或果汁（酸性飲品）等，均有可能影響藥性或相沖，須仔細閱讀藥物說明書或向藥劑師查詢

√ 想藥粉加入少許甜味，容易令患者吞服，宜選葡萄糖水，較少與藥物相沖（糖尿病患者除外）

× 避免選擇蜜糖，因蜜糖含有不少成份，或與藥物相沖

資料提供：香港醫院藥劑師學會會長崔俊明

切藥的煩惱

　　將藥丸弄碎可方便長者吞嚥，但不時要將細小的藥丸切割一半，甚至四份一，以合符需要的劑量。照顧者不禁問：為什麼藥廠不出產不同劑量的藥？

　　從事安老服務的社工分享，90歲的媽媽要每天早晚食九款藥，有四款需要食半粒。要將細小的藥丸切開並不容易，她曾向醫生反映切藥時弄碎藥丸，結果醫生開多一個星期藥備用。

　　社工曾探訪一位獨居的80歲婆婆，發現婆婆其中一款藥丸每日要食四份一粒。這樣切藥，對婆婆來說是不可能的任務，結果婆婆自創方法，每隔三日食一粒。社工即時為婆婆提早約覆診，與醫生商量轉藥。

資料來源：面書專頁「小北斗的夜空」

其他用藥困難

除了口服藥難吞嚥，其他劑型藥物也可能對長者構成使用困難，這些藥物不少屬「救命藥」，長者及照顧者不可不知正確用法。

氣管舒張劑

哮喘及慢性阻塞性肺病患者需要使用氣管舒張劑，用錯吸錯會影響控制病情。香港醫院藥劑師學會會員陳頌瑩指，使用氣管舒張劑（壓縮吸入器），患者需同時吸氣及按壓吸入器，部份人如認知障礙症患者、手口協調困難或關節有問題的人士，或需使用輔助器，照顧者可從旁協助。

不同品牌的吸入器使用方法有少許差異，香港醫院藥劑師學會製作一系列短片，教導如何使用。

正確使用吸入器　　　　　　影片：

「壓縮吸入器」輔助器使用方法：

口吸式輔助器

1. 將舒張劑搖勻，除去舒張劑及輔助器的護蓋，將舒張劑連接輔助器底部

2. 吸藥前，先呼氣，然後用雙唇包著輔助器吸嘴

3. 按一下吸入器，藥物便會噴入輔助器內

4. 緩緩從輔助器吸氣，然後屏住呼吸十秒，再慢慢呼氣

5. 若要使用多一劑量，須等候半分鐘再重複以上步驟

面罩型輔助器

1. 搖勻舒張劑，除去舒張劑及輔助器的護蓋，將舒
   張劑連接輔助器底部

2. 口部遠離輔助器吸嘴，徹底呼氣

3. 將面罩罩著口鼻位置，輕壓以防漏氣（一般面
   罩，較尖一邊為鼻位，寬身一邊為下巴位）

4. 按一下吸入器，藥物便會噴入輔助器內

5. 呼吸五次

6. 若要使用多一劑量，須等候半分鐘再重複以上
   步驟

清洗方法

　　以少量清潔劑加清水浸泡及沖洗整個輔助器，
自然風乾，切勿用毛巾抹拭，否則有可能刮花內壁
及製造靜電，令藥粉黏在輔助器內。

注射胰島素

　　二型糖尿病患者若未能靠口服藥物控制病情，便要注射胰島素，以控制血糖。不同藥廠出產的藥物，用藥注意事項都有不同，最重要是配合用餐時間。曾有照顧者忘記患糖尿長者要做空腹血糖檢查前沒有進食，仍然注射胰島素，導致病人嚴重低血糖送院。照顧者切記留意藥物包裝及標籤資料，可參考醫管局整理的注射胰島素要訣，有需要也可諮詢醫生或藥劑師。

注射胰島素要訣

胰島素注射劑使用部位

一般注射在皮下脂肪層，而非直接注入肌肉內。

注射合適部位

√ 腹部

√ 手上臂外側

√ 大腿的前或外側

√ 臀部

* 注意不同部位有不同吸收速度，不應隨意更改注射部位

* 同一位置注射太頻密，容易引致皮下組織受損，應輪流在同一部位不同點注射

照顧筆記

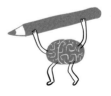

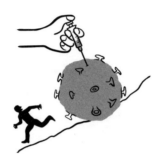

6 ｜ 忘記食藥

有 1,500 名成員的面書私人群組「腦退化／認知障礙症照顧者支援」曾經投票，發現長者無法依時食藥，是最多照顧者的難題。

投票問題：照顧者在藥物管理上遇到最大的困難是什麼？

18 票　患者難以依時食藥
（忘記服藥、漏服、重複服食等）

10 票　患者拒絕服藥

10 票　患者出現吞嚥困難

3 票　試藥及轉藥時遇到難題
（包括不知何時開始服食認知障礙症藥物及精神科藥物）

1 票　患者需服用多種藥物
（藥物種類及服食次數繁多，不知如何取捨）

1 票　其他

提醒用藥貼士

　　依時服藥並不容易，綜合多名照顧者、耆智園總監郭志銳、護理部主管李珮綿、香港藥學服務基金項目經理蔡麗娜、《認知障礙症生活攻略》以及「流金頌：賽馬會長者計劃新里程 - 長者慢性病加油站」的資料，得出以下實用貼士：

1. 善用藥盒

　　坊間很容易找到不同大小、不同設計的藥盒。七日裝藥盒可存放一星期所需服用藥物，也有足夠容納一個月份量的大藥盒，不同住的照顧者可預先為長者執好較長時間的藥量。有藥盒設計可以分拆，方便長者外出時攜帶少量藥物隨身。藥盒價錢

由十幾元至二百多元不等，這個小工具可以提醒患者或照顧者按時服藥，若發現藥物仍在盒內，便知道漏服藥物。

2. 選擇有圖案的藥盒

如果長者不識字、老花或者視力欠佳，看不清藥盒上的字，可以選擇有圖案及不同顏色的藥格設計，譬如早上服的藥，藥盒圖案是太陽，晚上的藥盒便是月亮。

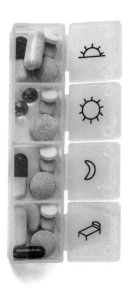

3. 鬧鐘提示

設有響鬧功能的藥盒,部份甚至可根據用家設定,在指定時間內只打開需要服食的藥格,減低吃錯藥的可能性,不過售價較一般藥盒貴。如長者或照顧者未必經常在藥盒旁聽到響鬧,可以在手機設置鬧鐘提示服藥。

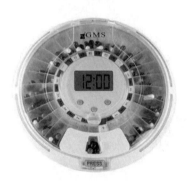

創意之選

現成藥盒的設計未必適合每名長者的需要。有照顧者發揮創意，自行蒐羅合適用具，為親人設計貼心藥盒。

照顧者Ａ ：「老爺有認知障礙症，因為需要不停試藥及轉藥，一般預先分配份量的藥盒並不適合。我便購買了一個大膠盒，將所有藥物分成六格儲放，每格可調校大小，再將用藥份量及細節詳細寫在紙上，用手機設定鬧鐘提示服藥時間。」

照顧者 Catherine：「媽媽最多一日要食 14 隻藥，所以一般藥盒都不合用。我在甜品材料店買了一個 30 格的盒，原本是用來擺放忌廉唧花嘴，因為每格夠深，可放到足夠藥丸，媽媽每次就食一格藥。」

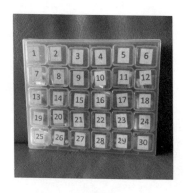

Catherine 媽媽的藥盒

要克服長者忘記服藥的困難，也可從生活環境及作息習慣出發，調整藥物服用細節。

1. 日曆輔助

不少長者習慣看月曆或日曆，可於服藥後，在當天日曆上做記號。若長者習慣用手撕日曆，就要留意有否忘記撕走日曆或重複撕掉，以免服錯藥，也可以教導及協助長者使用電子日曆。

2. 放在當眼處

把藥物放在當眼處如餐桌上，提醒需要服藥。

3. 配合日常生活

例如固定每朝早餐時服藥，又或者晚上子女放工返家時服食，有助長者建立定時食藥習慣，身邊人也可幫忙提醒。

　　郭志銳提及，曾遇到一位初期認知障礙症的獨
居長者，每朝都會和同一位好友共晉早餐。郭教授
便安排長者在早上服藥，並交代長者的朋友，每朝
早餐時留意老友有否服藥。此舉不但可令患者根據
日常作息培養服藥習慣，也有朋友幫助提醒用藥。
如服藥出現困難，可將實際情況告知醫生或藥劑
師，以便根據患者的家庭情況、生活習慣等調整藥
物及服用細節。

衞生署短片教導長者如何使用藥盒

【認知障礙症】　　　　　　　　　影片：
輔助用具處理藥物

STORY
誤會份量

林婆婆長期服抗凝血藥「華法林」預防中風，需要定期抽血檢驗凝血指數，以便醫生平衡出血風險，調校合適劑量。

婆婆原本每天服 3 毫克藥物，但覆診時發現凝血指數偏高，因此醫生輕微調減藥量，改為隔日服 2.5 毫克及 3 毫克藥物。豈料婆婆誤以為只需隔日吃 3 毫克藥物，幸好發現及時。

藥劑師送了一個標示單日及雙日的藥盒給她，教她把 3 毫克藥放入單日盒，2.5 毫克藥放雙日盒。婆婆就能夠安全地，梅花間竹般服兩款不同劑量的藥。

STORY
藥物受潮

王婆婆患認知障礙症,定期到老人精神科覆診。

某天家人到藥房表示,其中一種藥溶化了,要求重新配藥。原來藥物的設計為方便有吞嚥困難的病人,只需少量水份便能在口中快速溶解。外傭為方便婆婆服藥,預先把一星期的藥物拆走包裝放入藥盒,結果令藥物受潮。

藥劑師向家人及外傭解釋,應服藥時才按特定指示拉開密封錫紙包裝,並附上英文藥物標籤,讓外傭知道更詳細的藥物使用方法。

忘記服藥後

依時服藥可確保發揮藥效，例如每日服一次的藥物，代表每次服藥時間相隔 24 小時。若昨早八時服藥，最理想是今日早上八時再服，少許相差也可接受。不過，若真的忘記了，要不要補服？如何補服？哪些藥物不需要補？

郭志銳指出，一般涉及腦部的藥物，包括認知障礙症藥物、精神科藥物如抗抑鬱藥、鎮靜劑等，均屬持續而緩慢影響腦部，若忘記服藥一次半次，不會有太大影響。

不過他提醒，若患者停服認知障礙症藥物逾兩周或以上，病情會突然變差，即使之後恢復服藥，也無法重返停藥前的情況。認知障礙症藥物一般可將病情延緩一年，譬如持續服藥五年，可把病情延

緩在第四年的狀態。但若患者中途停藥，則打回原形，變回原本第五年的退化程度。

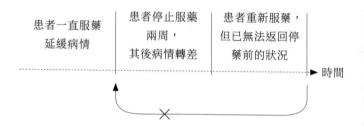

患者一直服藥延緩病情 | 患者停止服藥兩周，其後病情轉差 | 患者重新服藥，但已無法返回停藥前的狀況

→ 時間

香港醫院藥劑師學會會長崔俊明指出，慢性病藥物如降血壓藥等，漏服一次影響不大。若病人一直定期每日服藥，藥效會停留在身體一段時間，不會因漏服一次，血壓便因而急升。

如何補藥？

藥劑連線註冊藥劑師 Jason 表示，病人若忘記服藥，而距離下次服藥時間較長，便可以補藥；但若很快便到下次服藥時間，則毋須補藥，以免重複用藥。

一般補藥原則

（涉及安眠及鎮靜成份的藥物，應向醫生及藥劑師查詢）

每日服一次的藥物

在 12 小時內可補藥，多於 12 小時便毋須補藥。

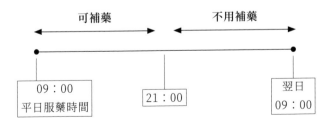

每日服兩次，早晚各服一次的藥物

在六小時內可補藥，多於六小時便毋須補藥。

每日服食三次，早、午、晚各服一次的藥物

因每次服藥時間相隔甚短，毋須補藥。譬如早上服藥後，中午忘記服藥，毋須補藥，直接待晚上服藥便可。

重複用藥

除了忘記服藥，病人也有可能忘記已服藥，出現重複服藥的情況。

郭志銳表示，認知障礙症藥物包括「乙醯膽鹼酯酶抑制劑 (ChEls)」及「NMDA 受體抑制劑 (Memantine)」，多服一粒影響不大，但留意前者服食太多，副作用會增加，容易出現腹痛。

崔俊明也指，重複用藥有可能令副作用增加，最重要是勿影響心律及呼吸系統，他提醒患者服藥後若出現呼吸困難、暈眩、心跳加速、心口疼痛、昏迷等症狀，要盡快到急症室求診。

被照顧者服藥情況

避免忘記服藥的方法

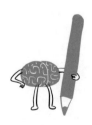

疑問

心得

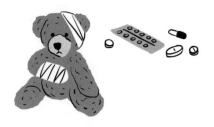

7 ｜唔願食藥

「任何人都會抗拒食藥，如果經常對住媽媽講，話佢有病要食藥，佢會好抗拒。所以我哋都會話係補品、係維他命，咁亦都真係有維他命丸喺裡面。」照顧者林小姐說。

有照顧者因為擔心長者不服藥令病情惡化，每次都留意他們會否將藥物藏在腡底，甚至要求長者張口檢查。

　　長者抗拒食藥，源於心理或生理因素，例如身體不適、吞嚥困難、不安全感；害怕藥物副作用、怕服藥後要喝水及頻繁如廁。中後期的認知障礙症長者受病情影響，未能認知服藥作用，甚至忘記是醫生處方等。照顧者宜先了解長者不服藥的原因，才能夠「對症下藥」。

STORY
讓長者有自主權

　　照顧者 C 的家人患有認知障礙症，日常藥物要由外傭安排，但卻令病人非常反感，認為自己受到工人管束，沒有面子。照顧者 C 便和家人「談判」，維他命等營養補充品交給患者自行保管，但重要藥物仍由外傭負責，讓患病家人感到被尊重及有自主權。

STORY
吸引注意力

「媽媽好鍾意飲茶，但飲茶時好容易會被叫賣點心的姐姐吸去注意力，咁就唔食藥了。我就會喺佢面前不斷重複指住杯水叫佢食藥，用盡方法將佢嘅注意力拉回來，最後都可以成功。」

Maggie 患認知障礙症的媽媽每日要服多種藥物，最刁鑽不是早、午、晚三次，而是飯前、飯中、飯後服藥。當目擊媽媽將一種飯後服的藥物，在進食中途服用，她決定在藥物管理上扮演「護士」，負責派藥。

Maggie 將辦公室管理文化應用到媽媽的藥管上：先聆聽、表示關注、交換條件、協商、風險管理，以及進行事後檢討。

- 重要的藥物、食錯會出事的藥物,堅持親自分派; 維他命和保健藥品則交由長者負責,讓長者有份參與。

- 預早向醫生了解,一旦誤服藥物如何應對;不要把太多藥物交給長者自行服用,萬一出事也不致後果嚴重。

- 她特別提醒照顧者,長者服錯藥,千萬不要責備他們,於事無補。

Maggie 在 YouTube 開設「腦退化 無有怕」頻道,以手繪圖畫分享照顧認知障礙症媽媽的經驗

藥貼幫到手

認知障礙症患者若因藥物副作用,或其他原因例如不想讓人知道患病而抗拒口服藥,可考慮轉用相同藥效的藥貼。

郭志銳表示,使用藥貼可讓照顧者易於掌握患者是否已用藥,例如長者不懂用藥貼,「不如叫阿女幫你貼啦」,家人便有「理由」幫忙及監測患者的用藥情況。每日待患者淋浴後,在其背部貼上藥貼即可。

坊間有指藥貼最好貼在後頸的領口位置,較為吸收。崔俊明就指,貼在較少毛髮、不阻礙皮膚吸收的地方便可,不一定要貼近頸部。藥物經皮膚進入血管後,很快便能到達腦部及全身。

藥貼注意事項

1. 須貼足 24 小時

2. 切勿自行剪裁藥貼

3. 必須撕掉舊藥貼才可貼上新藥貼，撕下時需緩慢，
   以免傷及皮膚

4. 一般可在洗澡前撕走舊藥貼，洗澡並抹乾身後，才
   貼上新藥貼

5. 不要連續貼同一位置

6. 藥貼可貼在任何部位，部份患者不喜歡看到身上有
   藥貼，建議照顧者可貼在患者背部

7. 切勿將藥貼貼在破損皮膚上

8. 張貼部位皮膚泛紅屬正常現象，數日後便會消失，
   只要沒有痕癢便可

9. 切勿在貼上藥貼的皮膚位置，放置暖水袋、暖包、
   電氈等

10. 如發現藥貼破損，立即移除並以清水沖洗殘留在
    皮膚上的藥物

認知障礙症人士服藥九招

照顧者 Stella 訪問老人科專科醫生陳龍達，請教有什麼方法「氹」認知障礙症患者服藥，陳龍達笑說：「如果有人知道請聯絡我！」

不少照顧者為服藥問題與長者角力，眼見長者認知下降、自理能力倒退，誘勸服藥卻不成功，勞氣又激氣。綜合醫護專業意見，以及照顧者的實戰經驗，集結出以下應對建議：

1. 台灣作家伊佳奇在《守著記憶守著你：失智症照護全書》建議，如果長者排斥服藥，抗拒及不承認自己是患者，可與醫生或藥劑師商量，或考慮更換藥袋，避開藥物名稱。

2. 伊佳奇又建議，照顧者可嘗試在紙上寫出服藥劑量及時間，提醒長者是生活作息表，增加接受程度。

3. 若長者對醫生的囑咐較為遵從，伊佳奇指在覆診時，可將服藥紀錄交予醫生過目，或者請醫生在長者面前簽名作實，增加權威。

4. 若因副作用而拒絕服藥，有照顧者建議可盡快安排覆診見醫生，考慮轉換其他藥物。

5. 若長者堅持已經食藥，拒絕再服，耆智園護理部主管李珮綿建議，照顧者可以「停一停、唞一唞」。認知障礙症患者一般只有短期記憶，等待五至十分鐘，讓患者平復情緒，譬如用膳或如廁後，再著其服藥。

6. 照顧者可以說一些讓長者高興的說話，哄他們吃其他食物後再趁機勸食藥。

7. 嘗試將藥物磨碎，混入食物及飲料內。

   * 詳情參考第五章〈食藥有困難〉

8. 老人科專科醫生陳龍達提醒，長者合作服藥後，可給他吃喜歡的食物，讓服藥與食物產生連結。

9. 中後期認知障礙症長者難以表達感受，照顧者可留意是否因天氣、睡眠不足、發燒或便秘等身體不適，導致不願服藥。應對方法包括：天氣熱開冷氣讓長者涼快一下、塗抹有香味的潤膚膏、關掉嘈雜的電器等，讓長者平復情緒。

反思：病人自主

香港中文大學醫學院賽馬會公共衞生及基層醫療學院曾經出版《醫健歷程——探討香港年長患者經驗》，其中一個章節強調醫患溝通，醫護決定應該是一起商量作決定。書中以高血壓為例：

步驟一：先讓高血壓患者了解這病對自己有什麼意義，例如：

- 你的心臟必須更加用力地將血液泵送到你身體的每一部份，這意味可能有患心血管疾病(例如中風或心臟病發作)及其他問題的風險(例如腎臟或眼睛血管受損)。
- 血壓愈高，出現這些問題的機會就愈大。

- 治療高血壓的目的是降低患心血管疾病的可能性，如果你已經患有高血壓，則阻止它惡化（儘管這些事情仍有可能發生）。

步驟二：了解自己有什麼選項，及其優點和缺點

選項 A：什麼都不做，一如以往。

優點：毋須作出改變及服藥

缺點：如果不控制血壓，有可能中風或心臟病發作（但這些不一定會發生）

選項 B：嘗試藥物之前先改變生活方式，包括實踐健康飲食、多運動、控制體重、避免飲酒過量、戒煙。

優點：感覺更健康，中風或心臟病發作的可能性更小，可能不需要使用藥物

缺點：要改變生活習慣。如血壓持續高企，有機會須服藥來控制血壓

選項 C：服用藥物來降低血壓，以及嘗試改變生活方式。

優點：與改變生活方式相比，藥物更有助於降低血壓。你中風或心臟病發作的可能性會更小(儘管這種情況仍有可能發生)

缺點：必須記住每天服藥、可能會面對藥物副作用及不適

步驟三：最後選擇服藥的患者，可了解不同藥物的副作用及服用須知，並有定期跟進例如驗血。

文中解釋醫護人員應該為患者「賦權」，提出多些治療方案選擇，例如想加藥還是戒口？某些降血壓藥會導致尿頻難以出門，要否換藥？書中強調：「這些問題都可以有傾有講，讓患者多些參與及討

論，而非一刀切。」

　　可是認知障礙症人士並沒有這些選擇，往往由照顧者代為決定，而在決定的過程中，亦不是很多照顧者會考慮被照顧者本身的意願。

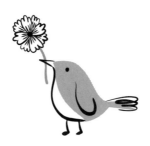

被照顧者試過不願吃藥的原因

試過的方法與效果

疑問

心得

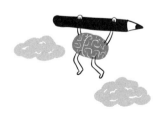

書籍編輯	陳曉蕾
書籍助理編輯	宋霖鈴
專題編採團隊	蕭煒春、伍雅謙
書籍設計	Half Room
插畫	@o_biechu

出版	大銀力量有限公司
	九龍油麻地上海街 433 號
	興華中心 21 樓 03-04 室
	bigsilver.org

發行	大銀力量有限公司
承印	森盈達印刷製作
印次	2022 年 10 月初版
規格	120mm×180mm　136 頁

**BIG SILVER
COMMUNITY
大銀力量**